# LA VIDA ES UN JUEGO DE AMOR

## REGLAS PARA JUGARLO

### (Dar y Servir)

# LA VIDA ES UN JUEGO DE AMOR

## REGLAS PARA JUGARLO

### (Dar y Servir)

**DEDICO ESTE LIBRO:**
Al ser universal que me creo
A mi mamá,  Electa
A mi hermano, Gonzalo
A mi hermano, Felipe
Maravillosos seres
**Gracias**

# CONTENIDO

# PRÓLOGO

Estamos tan inducidos por el sistema vida, que la mención de la vida como un juego, atrae a la mente, la concepción de diversión, sin otra definición complementaria.

Para esta obra, el juego, es un espacio en donde individuos y colectividad comparten la oportunidad de vivir.

En este caso, el espacio es el planeta, restringido en su extensión de cara al tamaño infinito del universo.

Deseemos o no, la experiencia se rige por reglas en la concepción humana, si las respetamos, el proceso será sencillo, desde el amor, pero podemos vulnerarlas, es lo corriente, eso lo apreciamos día a día, por ello, estamos como humanidad encerrados en cárceles mentales.

Romper la programación de la existencia nos conduce a la maravilla del goce, la dicha, la alegría y la plenitud, si usas las reglas a tu favor.

Espero esta lectura sea una ayuda complementaria a su existencia, para abandonar esa nube que oscurece su felicidad y paz.

En este escenario delimitado, podemos apreciar a:

- Un individuo sometido en un campo de concentración, en donde existen soldados con armas poderosas, bien entrenados, con una orden de ejecutar a quien intente escapar, podría ser un escenario complejo, que requiera de nuestras capacidades mentales para evadirse, situación que vivieron muchas personas en la confusión de las mentes de líderes mundiales y sin embargo no tuvieron miedo, ni otros trastornos mentales.

- Otro ser expuesto a la fuerza irresistible de un Tsunami, con las grandes olas llegando a su lugar de descanso, se enfrenta a una situación límite en donde su vida está en riesgo, y decide sobrevivir y sortear el evento como si estuviera surfeando.

En otro sentido,

Tres ejemplos de pensamientos basados en creencias limitantes que se nutren del miedo y el apego (yo) serían los siguientes:

- Antonio, se cuestiona a sus 27 años: "No soporto más la vida, ¿Cómo hago para seguir acá?"

- Camilo, ¿Para donde va mi existencia, no tengo claro nada?

- Amy, afirma no tener control sobre su vida, y que rumbo tomar.

Para dar salida a estos valiosos aportes, de especiales seres, se requiere acudir a las reglas, y a través de ellas reconocer que no somos lo externo, que no somos controladores de nada, no sabemos nada, hemos tomado decisiones basados en el mundo exterior y sus necesidades, por eso estas tres últimas personas muestran un deseo en sus inquietudes de vida, superar el miedo, y lograr, la **PAZ**.

Las preguntas que conducen el canal psicológico creado por la ignorancia de quien somos, y contribuyen a esa Paz, serían:

- ¿Cuánto me amo hoy?

- ¿En que podría ayudarte hoy?

- Gracias universo por la vida del día de hoy.

- Gracias universo porque no tengo la razón, ni conozco lo que eso significa.

En buena onda, solamente somos un producto espiritual que experimenta amor, ¿Cuál? El ideal, sin ninguna forma, color, modelo, sistema, creencia, o nada, solamente siente lo que nace de tu ser, de tu corazón, que fluye sin análisis, sin juicios, sin preconceptos; ningún ser humano, salvo escasos ejemplos, por lo que nos han contado, Papa Jaime o Teresa de

Calcuta, o no sé quien verdaderamente, se dejaron llevar por la maravillosa experiencia de amar.

Este libro comparte algunas de esas reglas, desde el amor cuando se experimenta.

Vívelo en la experiencia de este libro.

Rompe las creencias.

# AMOR

Definir el concepto, o la experiencia se aleja de la comprensión humana, del intelecto, de lo conocido, de los pensamientos, de las acciones, de lo que se enseña.

Somos eso, Amor.

Ya eres amor.

Nacimos para expresarlo.

Nacimos para manifestarlo.

Está presente en la vida diaria.

Lo hemos practicado, aplicado, pero no lo reconocemos.

Siempre como una constante, cuando se vive, produce bienestar, dicha, goce, plenitud, y paz.

Han intentado transformar la experiencia en las películas y medios para crearnos un modelo.

Se aprovechan los medios masivos para inducir el consumo.

En todo el proceso académico desde el pre-escolar, hasta el nivel  de postgrado, no hace parte del ciclo de formación como materia de estudio básico.

Ningún ser humano lo puede definir.

Y Sin embargo, existe un opuesto que lo opaca siempre para que reconozcamos su existencia, el contrario: El miedo.

Por consiguiente, como sugerencia para integrarte a esta regla, del Amor que lleva a la paz, a la claridad, al coraje, a la serenidad, cuando alguna situación, persona, o lo que sea te produzca miedo como emoción, sabrás que te está ocultando el Amor, y la paz que este conlleva.

Elige, vivir esa experiencia sin miedo, y sugiero veas el amor que esconde.

Abandona todo lo que no eres, y se removerán los obstáculos que te impiden sentir el amor.

Allí está el tesoro oculto.

AMOR, FELICIDAD **Y PAZ**

Le cortan la fuente de alimentación al miedo, que no existe y **se potencia el AMOR y la PLENITUD.**

# ACÉPTALO

# INTRODUCCIÓN

**La vida es un juego de autoconocimiento, consciencia y gratitud, la experiencia de los grandes gurús espirituales la han condensado de esta sencilla manera, por la simpleza del suceso existencial, e ignorancia que lo rodea, llenos de gran claridad para llegar a estas tremendas verdades.**

Los medios de comunicación masivos, los líderes de los estados, los estamentos de poder social, están difundiendo la misma noticia a nivel mundial: El estado de cosas va a cambiar, la economía se va a deteriorar, el mundo conocido no va a mantenerse, los seres humanos debemos acomodarnos a la nueva realidad, y ello, debido a la crisis, para otras mentes, oportunidad.

Creería, no existe nada novedoso en esta noticia, *el mundo conocido se rige por los mismos principios y reglas, que se aplican siempre en el presente, en el único momento en donde se desarrolla la vida, es decir, ahora.*

Este ahora, es el mismo para toda la humanidad, aparece al amanecer y cesa al anochecer; la crisis, es de la mente, entrenada en realidades externas a nuestro ser, esa es la creencia que se impone en esta noticia, originada en el miedo.

Estado de cosas, en donde la humanidad se ha desenvuelto desde hace miles de años; cada ser humano en este contexto, es una historia, una biografía individual y colectiva. Usted puede contarse la propia, Erase una vez; había una vez; cuentan que...

La vida es un juego, sostengo; Entonces, ¿Por qué la complicamos tanto? En un ejercicio de responsabilidad individual que nos aleja de la victimización y de la culpa, o del pecado, concepciones propias de las crisis.

*¿Realmente existen reglas, para jugar, que nos faciliten el proceso de vivir?*

Estas preguntas, seguramente usted ya se las ha formulado.

En el presente momento, usted y yo estamos jugando, la vida nos está mostrando su esplendor, o su opacidad, el impacto depende de usted, de su amplia o restringida mente; de si ha seguido, o he seguido los principios y las reglas, en este curso de vivencias.

Modificar un patrón, un molde de vida, y cambiar, parece que no es una realidad que nos agrade mucho. Es posible que usted, esté a gusto con lo que está sucediendo en su vida, o no.

Los siguientes ejemplos nos introducen al tema materia de este libro de bolsillo, corresponde a usted determinar luego de su lectura si la crisis de la vida contemporánea (XXI) es real (la física cuántica niega la realidad que percibimos, contrario sentido), o es una ficción creada para su mente, en oposición a la simpleza, o una oportunidad en la visión más positiva:

¿A esta pareja le pasan cosas buenas?

*Dan (50a) y Anne (48a), esposos desde la universidad, profesionales, emprendedores. Luego de graduados, decidieron tener hijos, su decisión atrajo al hogar dos jóvenes mujeres de 22 y 23 años actualmente, ya graduadas, profesionales, una de ellas, en proceso de especialización; bilingües por interés paterno desde la infancia.*

*En calidad de emprendedores, poseen una microempresa de envases plásticos y artículos de belleza en común.*

*Su patrimonio incluye dos apartamentos, un consultorio, dos vehículos e inversiones varias.*

*Dan, ha trabajado para una multinacional de drogas, actualmente asesor de la misma organización; Anne, posee su consultorio, organizado como un negocio, sus dos hijas asociadas, laboran con ella.*

*Han gozado de buena salud, sus padres están vivos, gozan de buen estado general. Todo les has salido bien en la vida.*

¿A Michael, le pasan cosas buenas?

*Joven profesional de 54 años, soltero, sin hijos, dedicado al cuidado de su madre, señora de la tercera edad.*

*A lo largo de su vida, se ha graduado de dos profesiones, no ha tenido claro el propósito de vida. En sus relaciones afectivas ha sido desorganizado, muchas parejas sexuales, dos noviazgos largos.*

*Ha sido un buen profesional, ético en su ejercicio, sin embargo, sus logros no se visualizan en su patrimonio. En lo económico ha tenido altibajos, actualmente no pasa por su mejor momento, y esto le preocupa.*

*La vida lo ha sobrepasado por su dinámica de cambio. Su apego al cuidado de sus padres ha sido causa de dilemas familiares, con un tortuoso camino por problemas económicos.*

*Su salud ha sufrido quebrantos que han disminuido su rendimiento funcional.*

¿A Ángela le pasaron cosas buenas?

*Ángela trasciende a otra existencia a los 43 años recién cumplidos. Su existencia la paso en su hogar al lado de padres y dos hermanos. Su desempeño laboral en una organización desde los 22 años, con reconocimiento como una excelente profesional; tuvo un novio por seis años, pero la relación no avanzó. Sus ahorros los de ley; su patrimonio, un vehículo, y un apartamento hipotecado, que arrienda para el pago de las cuotas mensuales. Gozaba de buena salud, un episodio aislado de enfermedad acabo con su existencia.*

¿A Ayo y Akanke, les pasan cosas buenas?

*Ayo y Akanke, son una pareja de congoleses de la etnia mongo, dos hijos fruto del hogar, analfabetas; han vivido como pareja desde hace 20 años, actualmente tienen 55 y 49 años respectivamente; rodeados por violencia de todo género; sobrevivido, más que vivido; las enfermedades los han rodeado; han superado las tasas de mortalidad de la población corriente; viven en área rural; no tienen bienes; sus ingresos son ocasionales, de pastoreo, y ayuda humanitaria; ellos cuentan que han tenido una buena vida.*

Este libro se adentra en esos caminos de la vida, para que le pasen cosas buenas, y el corazón comprenda, los principios y reglas que rigen la existencia, incluso en las crisis, en una dualidad obligada por el medio de vivir, debatiéndonos entre el amor y el miedo.

Realidad que no existe; se construye en creencias inducidas, reiteradas, masivas, por un sistema que ocupa todos los espacios de la connivencia humana, en franca coacción: verbigracia la efectividad del radio-televisor de bolsillo inteligente y sus redes sociales integradas:   #quédateencasa, y muchos virus más (Las películas de cine han sido exhaustivas en estos contenidos).

La fuerza del ser, el poder innato que nos fortalece y da claridad, debería siempre estar inmerso, en la contemplación de la alegría, la felicidad, el perdón,  la armonía, la consciencia.

Principios-reglas, son conceptos sobre los cuales usted tiene una interpretación definida, los diferencia el alcance por extensión en su mente.

Es muy curioso, seguimos atados a las expectativas del tiempo, sufriendo por lo sucedido, por lo que va a pasar  (concepción básica de crisis) esperando la fortuna, el suceso, el hecho o la circunstancia externa que nos lleve a la felicidad, a la realización, al bienestar.

Expectativa producto de un pensamiento en vano, cuando el giro vital universal no está ligado  a ninguna consideración humana, a ninguna obligación, a ningún problema; simplemente, es la vida, y el universo sabio conoce más de esa experiencia que nosotros; principios y reglas podrán ayudarle a pasar momentos presentes más gratificantes, de gozo y plenitud si usted los acepta, ahora.

Vamos a contarnos esta historia.

# REGLAS PARA VIVIR MEJOR

# NO ERES TUS PENSAMIENTOS

*El bucle más corriente es aquel, en donde las experiencias del pasado, definen el presente, y a su vez, determinan las acciones del futuro, estado de inconsciencia total, observados por la mente, y dominados por ella, que nos lleva a las mismas situaciones incómodas, por vulnerar las reglas de la vida, que hacen de la existencia un juego sencillo.*

De la forma como fuimos instruidos, es muy difícil, tanto para mentes brillantes desde su nacimiento, como desde su formación y entrenamiento más avanzado, percibir la realidad.

Si tú crees, que lo que piensas, sientes y experimentas es real, pues, esa es la realidad que vives.

Nosotros nos miramos y nos vemos bajo nuestros pensamientos, cuando creemos percibir algo o a alguien, vemos lo que pensamos; de la misma manera, no somos los que pensamos.

Entonces, lo que buscamos siempre lo miramos desde lo que pensamos, por lo tanto, estamos buscando nuestra propia interpretación, y ello no existe.

Afirmo para establecer claridad, no hay forma de percibir la realidad tal como es.

Siempre y, este el sesgo, percibimos, desde el programa de entrenamiento que tenemos, y este es muy incipiente, inacabado, insuficiente en sus mecanismos de reconocimiento y percepción de la realidad, los sentidos que poseemos son muy limitados para este fin, por eso la fuente inagotable de pensamientos repetitivos y negativos para sobrevivir.

De esta creencia, confundir los pensamientos con lo que somos,  se nutre también el exterior, en contra de nuestros intereses y beneficios.

Circunstancia, que aprovechan los medios de comunicación a través de mensajes iterativos para confundir a la mente, y programar contenidos. Los comerciales de televisión implantan esta realidad.

En sentido opuesto, aprender a comprender la mente y sus pensamientos tiene la misma validez y utilidad; si pienso que estoy contento, y lo imagino, la respuesta mental y corporal será, el sentimiento de alegría, ese el engaño maravilloso de la mente.

Por eso, quienes predican saber de la quinta dimensión, de la atracción, de la cuántica, nos informan que somos dioses creadores de la realidad que vamos a vivir. El ejercicio es un poco más complicado, porque debemos estar en el presente, y usar nuestro poder mental para expresar a nuestro ser, la experiencia que deseamos vivir, y cual no deseamos vivir.

Este proceso se complementa con la herramienta que agrega más valor, la imaginación, la visualización. Por eso, los propósitos de vida y pensamientos asociados son complementarios, sin el uno el otro no se materializa.

No eres los pensamientos que te conducen al propósito de vida; simplemente, si lo deseas, lo piensas, y lo imaginas; se completa el circuito neuronal, que ayuda a vivir esa realidad; de la misma manera que un comercial, pero en consciencia, eres el autor y el actor de tu propia película.

El ejemplo tipo de esta situación, es el beso robado; se conjugan mente, pensamientos, estrategias, e integración entre seres, materializándose siempre el deseo. La ley de atracción, y la física cuántica describen el fenómeno.

Lograr que no seas tus pensamientos, es una de las formas más eficientes para ser feliz, sin importar el escenario que la vida nos plantee. Desprogramar esta creencia requiere una dinámica constante dirigida solamente a cambiar la forma de pensar, para simultáneamente cambiar la vida, pasas de una emisora AM a una FM casi de inmediato.

En este intento, la primera fase se surte cuando mejoramos la concentración: Arreglar con detalle la cama al despertar es un buen ejercicio diario. Seguido de media hora de digitar textos en un ordenador sin error, evitando el uso de correctores del software.

Avanzando escoges el pensamiento más inconsciente y repetitivo del día, lo seleccionas, respiras profundamente, sostienes el aire, lo reemplazas por su opuesto (Ej.: Soy ineficiente, por soy eficiente), sueltas el aire, y procedes a sonreír de pómulo a pómulo, hasta arrugar el ceño; repites el ejercicio tres veces, liberas serotonina, dopamina, y creas una nueva realidad.

Mantienes el estado de equilibrio, con otra tarea repetitiva, sentida y experimentada diariamente: Orar, meditar, contemplar, rezar un  rosario, realizar una obra manual, etc., Orienta la mente hacia la consciencia, hacia la presencia, y atrae paz, amor, alegría.

En este estado sostenido vibras alto, y atraes, la consciencia universal, conectado con ella, en total y plena aceptación del momento.

Este principio es base fundamental para que el juego de la vida sea simple, su exploración y compresión deben hacer parte de tus tareas de vida diarias, no lo abandones al azar.

# RESULTADO

Es la segunda fuente de programación que nos mantiene atados a la mente, y limitados en nuestro desarrollo y crecimiento personal.

En este periodo de crisis, para otros de oportunidad, hasta las grandes mentes espirituales encuentran frontera en sus predicamentos por este principio, o sea, esperan que sus enseñanzas obtengan el resultado que han divulgado; y sus aprendices, esperan lo mismo, que los contenidos que se les han transmitido, tengan un resultado positivo para sus vidas, al aplicar las predicas y conceptos diseñados para su ayuda y autoayuda en el mundo complejo de cambio en la actualidad.

Cuando se vive alrededor de los resultados, el camino, el proceso, carece de sentido, y esta es una concepción errada de la experiencia vital.

Para explicar el principio, un ejemplo complementa la comprensión:

*Ellis, desarrollaba una tarea por Internet, que prometía ser bastante lucrativa, a medida que avanzaba con cada labor, simultáneamente controlaba el dinero que le acreditaban; en su afán Ellis, no encontraba correspondencia entre el resultado de su trabajo y la remuneración económica. Este proceso se fue incrementando periódicamente; alcanzo la comparación un tope, Ellis enfoco su atención en el resultado económico y descuido su tarea pendiente. Preguntas importantes de vida, como el gusto por la tarea desempeñaba; el compromiso personal por su autoestima, quedaron de lado.*

*Inquieto por esta situación solicito la opinión de un familiar; su curiosidad se oriento a saber la razón por la cual descuidaba la tarea en la búsqueda del crédito económico.*

*Este en su sabiduría natural le contesto:*

*Que dicho comportamiento se debía a que no creía en sí mismo; explicó, el resultado era secundario a su desempeño; primero debía atender a su ser, a la satisfacción de sus preferencias, al gusto por la tarea, la remuneración fluiría espontáneamente en uno u otro sentido de la vida.*

*Y en adición señaló, que la mente inducida, acude a este mecanismo del resultado para sabotear a través de pensamientos de logro la vivencia cotidiana, el proceso de terminar las tareas humanas. Auto-saboteo que mantiene los avances limitados, atrayendo, anhelos, expectativas, inutilidad, fatiga, desesperanza, y hasta aburrimiento, etc., facilitando el control de la población e induciendo comportamientos indeseados en coacción de la libertad del hombre como especie.*

La manera de apropiarse del principio regla es muy sencilla, vivir, experimentar, ocuparse, laborar, sentir, amar por gusto y por preferencia sin esperar resultados; por gozo, contemplación, comprensión y placer; no pienses ni te refieras en tu diálogo interno a esta situación, se resolverá sin esfuerzo, espontáneamente.

En este aparte sobre el principio universal del resultado merece especial mención, *el tema de las expectativas,* íntimamente ligadas a los resultados.

La integración surge de nuevo en las creencias (V.g. cruzarse con un gato negro atrae suerte en el futuro) Concreción de la mente en su prospección hacia el futuro, en la imaginación de la posibilidad de obtener resultados, usualmente positivos, anhelos, deseos, esperanzas, sueños.

La mente programada, y el sistema de inducción se nutren de las expectativas; pensamientos y expectativas trabajan en bucle permanente en el escenario del futuro. Las fábulas y los refranes educan en su asociación mental: Árbol que crece torcido nunca se endereza; Camarón que se duerme se lo lleva la corriente; la fábula de la cigarra y la hormiga.

La creación de expectativas es tan vertiginosa como la de los pensamientos negativos; y su extensión en la vida a todas las aristas que conforman la existencia hacia el futuro, en manifestaciones. Expresión con gran desgaste energético.

La concreción de una expectativa en un resultado esperado es una sinergia inducida, como por ejemplo ganar un sorteo de lotería, cuando la vida te ha dado lo necesario para vivir en armonía y equilibrio.

La suerte del azar es otra maravilla que atrae el universo, rodeado de abundancia y prosperidad infinitas, por eso las expectativas carecen de sentido, y la gratitud las reemplaza generosamente, desde una decisión del corazón.

Una existencia plena no contraria estos principios, es decir, no propone expectativas, y resultados, goza del proceso en sí, de cada maravilloso momento; los niños se sorprenden con cada hallazgo de vida, solamente cuando esperan por ejemplo un regalo de navidad, se programan en la espera de algo, que su mente comienza a construir sin necesidad, y allí el inicio de la inducción humana.

La comprensión humana ha sido obnubilada, por las expectativas, los deseos, y los resultados.

Intenta la espectacular hazaña de vivir sin expectativas, sin oponerte, sin rechazar, aceptando, el universo te suministrara su óptimo de vida siempre.

# RESISTENCIA

Principio regla relacionado con la **aceptación**.

Implica un profundo acuerdo interior desde el ser para con el ser. Aceptar las situaciones de la vida es incómodo desde la perspectiva de la programación; tan incómodo como estar presente, en consciencia.

Es la primera instrucción de programación que recibimos, no aceptar, resistirnos, oponernos; desde el nacimiento sabemos que existe un desenlace en la trascendencia para otra dimensión, y nos resistimos toda la vida, no aceptamos esa realidad, y por eso vivimos dependientes del sistema creado por la especie.

Como principio físico, la resistencia implica oposición, facilitando soportar esfuerzos durante periodos definidos. Si no existe esta fuerza se fluye.

En un campo de concentración, la resistencia emocional para sobrevivir es enorme.

En el mismo caso, si los reos quieren liberarse, deben vencer su resistencia emocional y arriesgarse; y en el mismo sentido deben oponer resistencia a sus enemigos para generar una revuelta y liberarse; en sentido opuesto sus carceleros, pueden o no oponer resistencia, si la oponen las magnitudes crean un momento de fuerza elevado; si no lo hacen, aceptan la situación y la liberación ocurre sin violencia.

Ante una herida, la preocupación inicial de acuerdo a su extensión es el control del sangrado, una vez cesa, nadie se preocupa por pensar ¿cómo se va a reparar la lesión? ocurre y esto es suficiente; ejercicio natural de ausencia de resistencia y aceptación.

En la existencia los sucesos cotidianos, no se aceptan de esta manera simple, nos resistimos, declaramos culpables, nos preocupamos pensando en soluciones que no nos llevan a ningún lado, conociendo que la vía más expedita es la aceptación del suceso con indiferencia de su causa o temporalidad, de esta manera, toda situación se resuelve incluso desde la observación, desde la quietud, desde la presencia sin oposición.

El fenómeno es muy simple, si aceptas, el cerebro activa mecanismos funcionales de cambio y creación de nuevas redes, se estimula la producción de neurotransmisores de paz, serenidad, amor, con una respuesta sanadora. Las células entran en sinergia unas con otras, toman un mismo sendero, desaparece el caos, y fluyen hacia un mismo fin, tu felicidad.

La vida acude a este principio universal en todo momento de presencia, si aceptamos eliminamos la resistencia y fluimos siempre, en total y absoluta plenitud.

Reitero para fortalecer el proceso de comprensión, aceptas, no resistes, observas, no creas expectativas, te rindes a la fuerza del universo, y fluyes.

# El TIEMPO

La confusión humana, atribuye al tiempo el origen de muchos dilemas creados.

La expresión más común, manifestación de queja, es la pérdida del tiempo. Se sanciona como un elemento de culpa.

Desde la infancia más temprana se condiciona al ser humano, en el miedo, cuanto este se desperdicia en consideración de quien emite los juicios, hasta cuando la inducción avanza y la autocrítica limita el goce de la vida.

El tiempo es una ilusión útil para dominar la especie.

La programación de actividades, labores, espacios y etapas de vida se ata a esta magnitud, disociando al ser en experiencias pasadas y futuras, e integrando los pensamientos a este concepto, creando disfunciones de vida inexistentes.

En la visión de la existencia como un juego, es imposible perder el tiempo; Ocho horas de vigilia, en cualquier movimiento o acción humana, no contiene una diferencia sustancial.

En otras palabras, dedicar este lapso a la contemplación, es similar al trabajo de un profesional en cualquier dedicación con máximo grado de atención y enfoque.

El valor agregado es una construcción de ponderación inducida para la mente, utilizando comparaciones de utilidad, economía y criterios de reconocimiento social, que configuran pensamientos, en creencias y sentimientos de carencia si el juicio es negativo, o de prosperidad en una escena de pensamiento positivo.

Esta apariencia de realidad se vive desde la escolaridad, cuando el menor siente "culpa", cuando no asiste al colegio sin una causa justificada; hasta el estado adulto con frustración, ansiedad y depresión ante las consideraciones irreflexivas de la mente, en juicios de pérdida y ausencia de logros de vida y proyectos (Vg. El ingeniero civil, que se desempeña como taxista por un periodo de 30 años luego de graduarse del pregrado).

A esta visión se agrega la connotación más disfuncional, cuando se relaciona la pérdida del tiempo, con los alcances económicos de la vida en términos de tener. La mente programada de esta manera sufre y padece dolor, en tanto conmina a vivencias de fracaso en la comparación con otros seres.

Para comprender la ilusión, debemos recurrir a otras especies, los animales de las praderas de áfrica dedican su vida a la contemplación, a la simplicidad del momento como una constante, sin preocupaciones como las recrea la mente del hombre; espacio de serenidad, de claridad que no conmina  crítica humana diversa, a la maravilla de la vida de estos seres.

Quienes se apropian de esta regla en contra de la masa humana global, generalmente grandes empresas de negocios u hombres de poder, buscan adelantarse a los conocimientos y prevenir el mañana, para lograr importantes réditos económicos;  de allí su poderosa inversión en todo tipo de tecnologías que descubran de incertidumbre el futuro de sus consumidores, para dirigir sus mentes, usando el tiempo, hacia el pasado, hacia sus memorias, para mantener inmodificable el pasado como presente, para favorecer sus intereses organizacionales.

De la misma manera, como individuos tratamos el día de mañana, como si fuera igual al día de hoy, no queremos que nada cambie, nos oponemos al cambio, queremos predecir el futuro para evitar sus modificaciones, por eso, los pensamientos se repiten en igual proporción, y temática día tras día.

Por consiguiente, comprender este principio, ayuda a concebir la vida como un juego, sencillo, al entender y asimilar, que no existe un momento diferente al presente, el tiempo se estaciona aquí, ahora, en donde la vida coexiste con la experiencia del momento, de lo cotidiano, de eso es de lo que te encargas, de construir esas horas de vigilia de la manera más plena y satisfactoria que puedas concebir; no existe nada más. Un día a la vez, la maravillosa experiencia de un día más de vida es inmensurable.

# AUTOCONOCIMIENTO

Otro principio fundamental de la vida, proceso dependiente de la madurez de nuestro sistema cerebral, a veces se pasa la vida y no se logra alcanzar esta meta.

Conocerse va estrechamente relacionado con la vida en consciencia, por eso, en algunas etapas del programa de la vida en comunidad, se percibe, el conocimiento desde la forma, se manifiesta, pero no se expresa completamente. Es decir, el niño puede expresar que le desagradan los sabores amargos de la comida; el adolescente, estimar que tiene mal carácter; el adulto joven, indicar que su ánimo es propenso a la depresión; el anciano, establecer, que ya no puede cambiar su temperamento, etc.

Se va construyendo a la medida en el avance de la historia de cada ser.

El sistema de autoconocimiento es dinámico, se eleva día a día, se integra en respuestas programadas, la mayoría de veces, y en adaptativas otras, limitadas por la percepción.

Su búsqueda no es una constante en la mayoría de la humanidad, razón que justifica, los desequilibrios de los individuos como entes aislados, o en pareja o en comunidad; ya que, puede exigir una profunda reflexión introspectiva, o en su apreciación residual, una conformación empírica basada en la experiencia cotidiana, sin análisis alguno.

La fuente de la experiencia puede ser consciente, en un verdadero crecimiento de evolución y autodesarrollo, o simplemente el producto de la inconsciencia de un momento aislado, en donde las circunstancias modulan la necesidad para superar el evento, conocimiento parcial, o avanzado, en la construcción de un más allá de la situación border-line.

Desde la ignorancia más absoluta, hasta el saber filosófico más estructurado, el cuestionamiento tiene espacio propio en la vigencia de la existencia; expresión natural del ser, obligada para la especie, por la trasgresión de principios y reglas fundamentales para una vida en plenitud, que han inculcado a la mente programas disfuncionales que superan su estructura de base, diseñada creería para vivir, y no para sobrevivir, como ha entendido la organización social.

La retroalimentación psicológica de este conocimiento abarcaría la biografía del individuo de su pasado en sus diferentes aspectos; no obstante, la visión es más integral, una filosofía de vida que incluye ese saber para prospectar el desempeño futuro del ser, bajo la óptica de la mejor expresión de nosotros mismos, logrando mayor armonía y equilibrio en las acciones y decisiones vitales en lo personal y social.

La mirada intrínseca de este sistema de conocimiento, en términos de temporalidad, abstracción yoica, utilitarismo, o espiritualidad, no conduciría a ninguna finalidad en sí misma; sin embargo, la experiencia del individuo alejado de su colectivo, es válida, en su experiencia de unidad para acercarse a la fuente divina creadora que está inmersa y transciende espacio y tiempo.

El único sesgo de materializar el conocimiento propio, es la raíz del sistema de análisis, la mente, y su necesidad de extrapolar in situ la formación de base, con las experiencias de la realidad, el comportamiento, el espíritu, y la felicidad. Imperfección que sortea el grado de consciencia que nos avale durante el proceso.

En estos términos generales, un fundamento de una vida simple, sana, coherente, sabia, congruente, consciente, implica para la especie, un espacio propio interior de reflexión del todo, desde temprana edad, hasta lograr la madurez, para avanzar hacia la trascendencia del cuerpo y la mente, en la búsqueda del bienestar, y el mejor estado del ser, que contribuya a la felicidad individual y por contera al colectivo social.

Los instrumentos y la literatura que define el autoconocimiento es abundante, la guía usual para estudiarlos es la pregunta del ¿Quién soy? Limitada, pero garantía de encontrar información valiosa al respecto.

En mi comprensión es necesario partir de un supuesto ideal, la consideración de la *suficiencia,* la correlación con cada aspecto que exploremos, nos ofrecerá pistas de indudable acierto, a pesar, de la imperfección de la mente.

No es un sistema de juzgamiento desde las creencias el que vamos a emplear, ni tampoco una comparación frente a ideales sociales o estándares inducidos; es mucho más simple, rendirse aceptando la experiencia de vivir, de crecer, sin resistencias; cualquier perspectiva que se adentre en la sobrevivencia, es material de mejoramiento y cambio para el presente, como base de avance a las decisiones y  retos mediatos, sin esperar resultados.

# CONSCIENCIA

El principio regla se aplica cuando despertamos, es un estado del ser en donde se percibe así mismo en toda su comprensión, y presencia, en el momento de vida, aquí y ahora.

La consciencia permite salir de nosotros mismos y apreciarnos, es atención plena presente, la mente puede ser observada, por lo tanto los pensamientos también, sin interpretaciones, por eso en esta condición, los podemos cuestionar, cambiar y adaptar a una visión más sensible y mejorada para nuestro vivir mejor.

El potencial de este estado es grandioso, ya que facilita, elegir, tomar decisiones, sin expectativas, y expresar acciones frente a las circunstancias, no el sentido contrario que tanto nos confunde la existencia.

La presencia en consciencia, ayuda a tomar actitudes frente al mundo exterior sin consideración a los sucesos o eventos.

Existe una consciencia más elevada, la consciencia del ser, que supera la apreciación de pensamientos, deseos, actitudes, preferencias, y otros; supera lo humano y trasciende a un plano de claridad, fortaleza, coraje, serenidad, que nos lleva a estar consigo mismo.

Lograr un nivel de consciencia es vivir, facilitando crecimiento y desarrollo del individuo; sin consciencia permanecemos en el mundo externo, de la sobrevivencia, en donde la humanidad se aísla y es fácilmente controlable.

La experiencia de lograr la consciencia requiere de una dinámica constante, y diaria, es una rutina que da muchos frutos manifiestos en el bienestar.

La quietud, cerrar los ojos, hablar sin afán, percibir a través de cada sentido, notar las emociones asociadas nos llevarán por la senda correcta del despertar hacia la consciencia.

Tomarse un tiempo para observar crea una incomodidad manifiesta a la mente, intentará disuadirte en todas las ocasiones e intentos, su actuación está alineada con una presunción, de hacerlo en beneficio nuestro como se lo hemos permitido, por eso, debemos transformar lo conocido en desconocido.

Un comportamiento ansioso corriente diario, lo atrapamos, llevamos hacia una transformación en total y completa serenidad. Si lo repites prontamente la mente seguirá tu orden y olvidará la ansiedad.

Sobrevivir en inconsciencia se asimila a encontrarse secuestrado, las leyes del hombre y sus gobiernos nos cuentan esa historia, no la creas.

Debes concebir tu propia historia, contártela a diario, mantenerte como elección conectado con la perfección del creador, apartando de la consciencia las soluciones del mundo actual, y penetrando en otra dimensión, vibrando alto, con otras realidades, observando lo que creas, posibilidades novedosas, imaginando situaciones favorables a tu ser, luz, amor, compasión, unidad, fe, atracción y felicidad.

# GRATITUD

Una de las reglas menos fáciles de implementar para el ser humano, envanecido por la mentira de la vida programada.

Nos preguntamos si somos agradecidos, y la respuesta es afirmativa en nuestra ignorancia.

Preguntas simples dan razón de la experiencia humana en este sentido, por ejemplo: ¿Todos los días agradecemos al despertar encontrarnos con vida?

La respuesta puede manifestarse en forma expresa: si; o tácita, la maravilla como asumimos cada instante de ese día, con la potencialidad máxima que expresa el ser.

La gratitud es una de las energías vibratorias más elevadas que existe, su fuente el ser, el corazón, sentido que emana de un poder superior universal, sabio, incomprensible.

No es afín a la naturaleza del hombre programado por el modelo social, la gratitud; por el contrario, el pedir, es asunto corriente, de allí la ausencia de capacidad de agradecer la gratitud de otro.

Los animales como especie, cuando aprenden la experiencia la manifiestan de una manera sobrecogedora, leones, hienas, tigres reflejan la expresión más espontánea;  las mascotas como seres domesticados nos muestran el vivirlo y explicarlo.

Los seres humanos utilizamos la palabra "gracias" usualmente cuando recibimos un "algo" positivo, y la asociamos a este estado; olvidando también aquello que nos incomoda para extender similar respuesta.

La gratitud supera esa manifestación, es mucho más amplia, y se entiende en el dar y servir sin recompensas, una forma de auto-realización, sin reconocimientos.

La ciencia ha descrito la asociación entre el agradecimiento y los neuroquímicos de felicidad, este hallazgo un incipiente estímulo para alcanzar tu bienestar. Potencia que se incrementa exponencialmente cuando la respuesta nace del corazón del ser interior.

De esta manera, las manifestaciones de gratitud, surgen primero desde el ser, en un profundo agradecimiento a la fuerza que dirige con sabiduría la vida, para esta experiencia el día de vigilia, no tiene límites en las expresiones de gracias para toda la vivencia humana.

En segundo lugar, en el agradecimiento a los otros seres que intercambian momento con nosotros en la cotidiana realidad, de nuestra especie, u otras, incluido lo inmaterial.

Y finalmente, en tercer lugar, en la alegría infinita del agradecimiento de los otros hacia nuestro ser,  instante que crea un circulo de fortaleza, en la reiteración de las gracias como respuesta también.

Repito, lo que ya sabes para tu bienestar, momentos antes de dormir, recuerda y agradece todas las experiencias del día; además invoca con ese poder de agradecimiento imágenes que susciten tu interés para que lleguen a tu vida, y duerme plácidamente. Al despertar, agradece, y atrae esas memorias de la noche, y dirige tus pensamientos hacia ellas, las manifestaciones son impresionantes, sorprendentes, sin expectativas.

# PERDÓN

Indistintamente perdón y gratitud ocupan espacio propio e interrelacionado en el ser; reglas principio fundamentales.

Abandonar las creencias de la vida, requiere del perdón, hacia uno mismo y hacia los demás; se desagrega la acción en fuente de memoria aprendida, y se retrotrae en recuerdo sin dolor, sin odio, sin rencor, ni ánimo de revancha.

Se requiere un diálogo armonioso, amoroso, de mente, cuerpo y espíritu, para dejar ir.

Esta acción mental, elabora un duelo real, que se perfecciona por la programación de inducción de la educación y sus medios globales, orientados al miedo, la culpa, y a otras emociones negativas de ira, rabia, rencor, vergüenza. Por eso no existe, pero se vive con la misma intensidad que su origen, el miedo y la culpa.

El impacto en la mentalidad humana programada es impresionante, se recupera la alegría, la razón de vida, la pasión, y lo más importante la energía perdida.

Este instrumento valioso de sanación se incorpora a la mente cuando agradecemos la causa de ese impacto vital; y lo recordamos desde el amor, comprendiendo, entendiendo y liberando al origen o fuente de la experiencia que deseo o deseamos perdonar.

Es una vivencia de percepción distorsionada tanto en la fuente-causa como en el destinatario del evento. Modificar e invertir el proceso libera a las dos partes usando la misma herramienta de percepción, un verdadero feed-back negativo del suceso.

La misma experiencia se aplica al interior del ser, abandonamos la creencia, recordamos con amor, y desbloqueamos la energía pérdida que nos afectaba la calidad de la existencia.

Calibras el perdón cuando la espiritualidad nuevamente se extiende a todos los espacios de tu existencia, y nada ni nadie puede perturbarte.

Y se completa el circulo del perdón cuando observas que ninguna decisión actual de tu ser depende del suceso pasado, por el contrario, se agradece la experiencia, pues, gracias a ella el crecimiento personal y espiritual, usualmente es muy valioso.

# PROCREACIÓN

Para acceder al juego del nacimiento, de vivir, la regla de la PROCREACIÓN, que conduce a la concepción, fecundación, es básica.

Las especies que ocupan el planeta decantan el proceso para llegar a la concepción siguiendo su información instintiva y garantizar la pervivencia de la herencia genética; la mayoría de ellas, en periodos específicos, de celo para las hembras; su contraparte masculina, acude a la selección natural basados en la fuerza física, y enfrentan a los más poderosos de cada especie para acceder a la hembra en período fértil.

La regla es estricta,  el poder del instinto guía su efectividad; salvo contadas excepciones, muy comunes por ejemplo en seres de nuestra misma escala evolutiva, como en el caso de los simios, o en copulaciones múltiples como en el caso de los perros domesticados.

El placer como elemento diferenciador, en el caso de las relaciones para procrear en otras especies, si bien puede estar presente, no guarda la misma correlación de sentimientos y emociones que experimentamos los seres humanos, y que interpretamos desde nuestro acomodo, aún en lo científico, y que asociamos a la procreación confundiendo todo este escenario reglado naturalmente.

Para nosotros humanos en calidad de especie, esta regla en apariencia no existe, afirmación creería no cierta,  si existe en mi criterio, no la respetamos, la vulneramos y el resultado no es el ideal.

La vulneración de esta regla, atrae la fuente de los grandes dilemas que azotan a la humanidad.

Pobreza, gestaciones indeseadas a término; interrupciones voluntarias del embarazo; sobrepoblación, incremento de gastos del sistema de salud; conflictos familiares para manutención de los hijos; violencia intrafamiliar; patologías psicológicas por abuso, desprotección, violencia, maltrato en todas sus acepciones, etc.

**La ausencia de una decisión informada para los individuos, después parejas, en procesos de aprendizaje inacabados, por afectación de la regla del conocimiento, produce este efecto negativo.**

Seres  de esta manera concebidos atraen la cotidianidad que reflejan las novelas, películas y televisión, como fuente de programación indebida para fines de consumo.

El sesgo reproductivo, atiende a la desatención de la regla del conocimiento; las mentes se programan para la fecundación sin cuidado en el género masculino, con la complicidad del femenino, estado que ha venido modificándose con las tendencias que los indicadores muestras en países con alto ingreso económico per cápita, no obstante, la copulación sin atención de hábitos de celo, o fuerza como mínimo estándar de otras especies, contribuye a diferencias sustanciales en su impacto genético y fenotipo en la descendencia (Clases ricas, pobres y medias).

*En otros términos, se aplica la visión del escritor Aldouz Huxley en 1930, en su "mundo Feliz" a las realidades que estamos presenciando en el planeta; el escritor visualizaba poblaciones estratificadas en castas, sin libertad, concebidas en laboratorios, Alfa (raza superior), Beta, Gamma, Deltas y Épsilon (raza inferior); satisfechas sus necesidades con soma, medicamentos, y sexo programado sin riesgos de embarazo.*

Regla de la procreación que genera el confinamiento en urbes como en el Medioevo; estructuras habitacionales sectorizadas y clasificadas, y rangos de consumo obligatorios bajo normas y sanciones sin límites para las castas dominantes (políticos, empresarios, intermediarios, estratos profesionales altos, etc.).

Sustenta la ciencia, la concepción es un proceso complejo, la naturaleza dota al género femenino, de un espacio vital para este efecto, y óvulos cíclicos; al varón de esperma millonario suficiente para un resultado positivo; exposición de la manera como la practicamos eficiente, en términos del crecimiento poblacional mundial.

Situación que está siendo malentendida por las mentes patológicas del mundo, dominadas por la comprensión del poder, en fuente de dinero y fines económicos; que ahora emplea métodos alternativos de reducción de la especie, inadecuados, *cuando atender la regla de procreación alcanza similar beneficio sin maltrato de la especie.*

Así las cosas, la aplicación racional de los métodos de anticoncepción conocidos, lleva a una reducción global anual de la tasa de natalidad a cifras increíblemente bajas, facilitando procesos sociales, y económicos que solucionan la distorsión creada por el modelo capitalista que estimula la procreación descuidada, en inducciones programáticas alteradas, libertad, libre desarrollo, albedrío, y otras mentiras amañadas para favorecer castas épsilon en el planeta, sin poder de decisión y solamente de sumisión.

Dicho de manera más simple, el juego de la vida, requiere de nuestra capacidad superior, y regla de conocimiento para entender, y comprender, que se garantiza la herencia de la especie, si las generaciones vivas, entienden el poder creador con que cuentan en sinergia sin desequilibrios, calidad frente a cantidad.

*Cada ser que ocupa el planeta en este periodo debe avanzar hacia lograr su proceso de autorrealización, en todas las esferas humanas, en cada género, satisfecho este espacio vital con logros diferenciados, la decisión de procrear y fecundar atenderá a un marco inmerso en la fuente natural del flujo de la existencia, y no del instinto que como animales también poseemos.*

Estímulos negativos inducidos como programación en conceptos tales como: Tener, agradar a los demás, reconocimiento, soledad, formar una familia, o la perpetuación del apellido, etc.; temas que se subyugan al poder de la mente bien entrenada, capaz de hacernos vivir una existencia de satisfacciones, amor y felicidad, en verdaderas creaciones humanas, como por ejemplo: ser mejor humano, vencer los miedos, ser feliz reitero, amar, perdonar y servir e inspirar a otros a seguir el mismo camino.

Veamos algunos ejemplos convencionales de la manera como aplicamos la regla de la procreación; usted deberá, seguir su propia senda conociendo que su trasgresión cosecha los frutos que usted siembre:

*Jennifer.*

*Jennifer, hija de un obrero de una empresa siderúrgica, con el cual comparte techo, sin madre reconocida, es abusada por su padre biológico desde los once años de edad, fecundada por este a los quince años, tiene un bebé con evidentes rangos mongoloides, cuya atención y educación para la vida está limitada por el sistema económico que los rodea, y las carencias de la población en donde habitan, población rural cuya única fuente de ingreso constituye la explotación de los metales en la siderúrgica.*

*Fanny*

*Fanny (20 años de edad), estudiante de último año de diseño gráfico, ha sostenido relaciones sexuales durante los últimos dos años con sus compañeros de formación, Michael, Justin y Jessi; jóvenes de su misma edad, ocasionalmente con Andrew, un profesor de 30 años de edad. Utiliza para su anticoncepción condones masculino y femenino; en una oportunidad en ese periodo anticoncepción post-coito. Asiste a control médico dos veces al año con práctica de citología vaginal y laboratorios complementarios, se encuentra sana y sus compañeros sexuales también.*

## Anthony

*Anthony, arquitecto con doctorado, 42 años de edad, tiene una empresa de ingeniería civil, de la cual es dueño, ingresos anuales por encima de las seis cifras, buen estado de salud, ha satisfecho sus necesidades básicas de vida, y se encuentra realizado profesional y humanamente, decide, que es tiempo para formar una familia, se realiza chequeos médicos, y comienza a relacionarse con sus núcleos de conocidas más afines, conoce a Magda, mujer de 36 años de edad, ingeniera de sistemas, se conocen durante un año, deciden casarse, realizan separación patrimonial y capitulaciones; durante otro año conviven sin procrear, durante este periodo Magda se realiza exámenes médicos y comienza cuidados generales con miras a una posible gestación. Al cabo de seis meses tiene la pareja su primer hijo, un varón sano.*

## Domingo

*Domingo, un promiscuo desde la adolescencia, a sus 29 años decide convivir con una joven de 21 años de edad, Charlize, a la cual conoce hace tres meses y ha embarazado. La pareja se muda a una habitación con mínimas comodidades, el se dedica a las tareas de la construcción hasta cuando nace el bebé, de bajo peso pero sano. A los seis meses de convivencia, Domingo abandona a Charlize por una mujer más joven.*

*Manolo a sus 53 años, ha tenido infinidad de experiencias de vida, guarda hermosos recuerdos de vivencias con varias parejas que lo han realizado, vive solo, y tomo la decisión desde muy joven, sobre el rumbo de su vida, que no se relacionaría con formar familia convencional ni tener hijos. Guarda una gran amistad con Carolina, psiquiatra de formación quien también vive sola y tiene su propia forma de experimentar la existencia. Individuos conscientes del modelo social, que podría agobiarlos, pero su crecimiento y autorrealización los ha llevado a entender que esa es la manera como decidieron existir, con la única garantía que domina el mundo, el presente.*

Decisiones de vida las descritas, solamente ejemplos aislados, que surgen de la integración de las reglas de procreación y saber conocimiento, fundamental esta última, para nuestra manera de vivir, ya que, es la que nos condiciona las respuestas de existencia.

# SABER-CONOCIMIENTO

Venimos de fábrica con un cúmulo de información innata gracias a la evolución, que se manifiesta en nuestro cuerpo, y capacidades a desarrollar, a medida que maduramos cada sistema que compone la maravilla que nos conforma.

La primera fuente de conocimiento innata como tal, es la que heredamos de nuestros padres, y a través de ellos de varias generaciones.

Situación que puede reflejarse en patrones de conducta o personalidades, por ejemplo, antecedentes de depresión familiar, fobias, etc. Información de base sobre la que no podemos hacer nada. Solamente considerarla una opción cuando se expresa y trabajar sobre ella desde la aceptación, y modificarla, si es posible.

Esta regla se asocia necesariamente al conocimiento secundario o aprendido. Este también afronta dos dilemas. **El primero,** se adquiere sin filtros desde temprana edad, y su contenido es de la fuente, o sea de las personas que nos rodean y los medios de conocimiento en su periferia sin neutralidad. Sobre esta no podemos tomar acción. **El segundo,** cuando maduramos los sistemas cerebrales en proceso continuo de desarrollo, allí somos obligados a la exposición social  y la educación impuesta en modelos clásicos de entrenamiento para el trabajo.

Solamente en la adolescencia, el caos aparece manifiesto, cuando las dos fuentes de información secundaria chocan y la desinformación lleva al modelo de juventud que observamos, simple reiteración de la conducta parenteral en la mayoría de casos.

El sistema crea nuevas fuentes de re inducción, en la educación de entrenamiento vital, técnica, tecnológica y profesional, sin mayores cambios a través del paso de las eras moderna a contemporánea, reproduciendo lo mismo, bajo estándares de tecnología diferente.

En estas condiciones, la regla del conocimiento sufre tantas trasgresiones que oscurecen el ser, y nos llevan al estado de situaciones que hacen parte del modelo social que auto-reproducimos.

Entonces,  la teoría de una capacidad superior, cerebral, neuroplástica, permanente, es decir, la dotación de una mente increíble inconsciente y consciente, capaz de crear y producir desde la nada, solo con la observación, la intuición, la visualización, y el sentido común,  dotada para aprender y desaprender durante toda la existencia,  sufre un sesgo  difícil de sortear.

El sesgo, reside, en la información que surte los contenidos del conocimiento no es neutra.

Información neutra es aquella que no ha sido expuesta a interpretaciones subjetivas.

*Un ejemplo tipo, sería, el del niño pequeño que naturalmente tiende a introducir muchos de los elementos que le rodean en su boca, órgano valioso de la percepción a través del gusto; información así adquirida beneficia la regla del conocimiento. El sesgo de información sin neutralidad, se verifica en el comportamiento del adulto que comparte la experiencia, si por ejemplo es su madre, quien en su información secundaria, considera el evento un riesgo, y en el proceso de alerta y protección, condiciona el aprendizaje, el menor graba la memoria, e inicia un proceso de interpretación que avanza tanto como experiencia en la vida en uno u otros sentido se asimile, suceso fuente de fobias por ejemplo..*

La vivencia idónea desde la regla del conocimiento, sería permitir al lactante experimentar la experiencia, sin quitarle el control, para ello, se le puede ayudar, seleccionando los elementos que lo rodean, asearlos, determinar su tamaño para minimizar exposición, y si es del caso, y se percibe que la situación atrae algún cuidado, simplemente distraerlo, para retirar el objeto de su atención sin sanciones ni reprimendas.

La regla del conocimiento la vulneran los grandes medios de comunicación para llevar sus mensajes al entorno de la mente ya entrenada, para que las respuestas sean las mismas, en interacciones negativas en todo momento.

La regla del conocimiento también es traspasada por el sistema de educación, convirtiendo la vivencia en obligatoria, por ciclos, adicionando costos, la ausencia de esta formación se sanciona económicamente.

Se introduce al aprendiz en toda la escala de cautiverio y entrenamiento desde los niveles básicos hasta de postgrado, el adoctrinamiento se induce con la visión de ser por mera liberalidad, y ello no es cierto, las restricciones de igualdad, de opciones no existen, un modelo publico ampliado de acuerdo a la demanda no existe, consecuencia natural de la sobrepoblación en afectación de la regla de la procreación, India y China ejemplos, de la desproporción, con el impacto que ello acarrea en la vida de la humanidad.

La ausencia de neutralidad en la información, reproduce el hábitat de instrucción industrial de la educación, facilitando programas de inducción global en las mentes de los ciudadanos en el miedo (la película "tiempos modernos" de Charles Chaplin visualiza él argumento).

Limitar el alcance de la regla nos lleva a la ignorancia obligatoria, en donde la sanción y las normas desconocidas por  el grupo social, pre-ordenan conductas contrarias al vivir en bienestar.

La vida sin guarda de la regla del conocimiento, y su neutralidad nos lleva por el camino de las creencias, de las mentiras, de las fábulas, de las metáforas, de las parábolas, perdiendo el control de la mente, de los pensamientos, de los sentimientos, de las emociones y de la visualización, facilitando el control del exterior sobre nuestro interior, afectando el ser.

La manera como se ha reducido a la humanidad este 2020 por el miedo ha sido tan impresionante como efectiva. Helicópteros sobrevolando las ciudades advirtiendo del riesgo, recuerdan las campañas de Vietnam, por parte del ejército americano, y no obstante estas no alcanzaron el fin propuesto. Pero las mentes se han acallado, los movimientos contra sistema y políticos se han erradicado, y se ha demostrado la fortaleza del sistema financiero y sus alcances en la crisis, como un poder mundial incontrolable.

Desatender la regla del conocimiento lleva a contrariar el mandato universal de la vida en amor y felicidad, justificación de la especie para la ausencia de risas y alegría permanente en todas la comunidades.

Por eso, la fuente de la programación existencial del consumo, violenta la regla cuando oprime a los ciudadanos, y los lleva a un sistema tradicional de existencia para sobrevivir, no para crecer, en donde la voluntad, la pasión, el proyecto de vida, y conocimiento deben orientar la vida hacia la realización, cuando la fuente de base es la regla del conocimiento neutral como ya esbozamos, enlazada con las demás reglas.

Apreciemos un ejemplo de la vida sin atender a la regla, que condena a 700 millones de chinos a una vida sin realización, y a similares roles en nuestra sociedad occidental con igual o menor crecimiento a veces, a muchos de sus ciudadanos:

*Chang y Meiling miembros de la misma Chia, cuentan con 44 y 39 años de edad respectivamente, son campesinos nativos del Valle de Yangtse en la Aldea de Kaihsienkung.*

*Chang dedicado al cultivo del arroz en la granja y Meiling en las labores domésticas y en alguna medida en la fábrica de seda, ocasionalmente. Sus padres fallecidos tempranamente se dedicaban a la misma tarea; recibieron una educación básica en la aldea en tareas agrícolas Chang y literarias los dos.*

*Aunque el medio los presionaba para ampliar la chia, se negaron y prefirieron ayudar a sus padres, contribuyo a la decisión, el hecho de que la extensión de tierra de su propiedad era muy pequeña, apenas para el auto-sostenimiento. Ahora Chang cuida de Meiling con sus faldas negras tradicionales, si no fuese así estaría condenada a la pobreza, pues no pueden las mujeres laborar en las granjas.*

*A pesar de la tradición Meiling no fue una candidata seleccionada para nuera, además ella, se resistió al modelo de vida de la mujer china en la aldea, segregada por sus esposos y familia, hasta tanto conciban, idealmente un varón; y dependiente de sus deseos a lo largo de la vida de la relación matrimonial. Las embarazadas deben cuidarse mucho, tener muy buen comportamiento y abstenerse de tener relaciones sexuales durante el embarazo, para que el feto nazca educado, tan pronto nace el feto, la mujer inicia sus labores domesticas, descuidando sus obligaciones de madre.*

*Chang soltero privilegiado por su género, es el heredero natural de la tierra, y de la misma manera obligado a la manutención de sus padres, labor que desarrollo hasta su muerte.*

*La religión politeísta se desarrolla en la vida domestica, los sacerdotes alejados de ese entorno se congregan en las ceremonias especiales.*

Entonces, respetar la regla del conocimiento, en lo subjetivo y lo colectivo, vence la ignorancia, la duda y el miedo.

Aparece en su fuerza la claridad, la serenidad, el coraje, el gozo, la divinidad, comprendida como el poder de la belleza del universo superior, atraído por la consciencia como objeto de elección.

El miedo, el temor, siempre son menos fuertes que el coraje.

La fuente del conocimiento externo que brinda claridad, parte del saber consciente, del regalo dado, por la oportunidad de vivir, de gozar la experiencia, del profundo amor imperecedero que viene en nuestro interior.

Estos primeros saberes se encuentran en cabeza de los parientes, se enseñan en el amor, en la sabiduría de la observación, de la sonrisa, la alegría, la paz y la felicidad.

Plenitud, serenidad atraen al mejor ser humano que podemos concebir en cualquier rol, esto es claridad, venimos dotados de los elementos necesarios para vivir así cada día, conscientes, estar vivos de verdad, con capacidad de disfrutar.

Armonía y equilibrio son partes de esas enseñanzas del conocimiento temprano, razón de la vida, para eso nacimos, de la misma forma la capacidad de disfrutar no se pierde nunca.

Las elecciones de la existencia giran entorno a simples decisiones, paz, amor, respeto, claridad, estas las bases del conocimiento para la existencia.

Los demás saberes son dependientes de estos saberes, indistintamente del espacio en donde el ser humano se desenvuelva.

Propenda por desarrollar el mal alto de este saber conocimiento en su núcleo de conocidos siempre, empleo e ejemplo como un instrumento valioso.

# BIENESTAR Y FELICIDAD

Las sabanas, las selvas, los océanos, incluso los polos, en su diversidad muestran el bienestar de la vida en cada una de las especies que habitan dichos ambientes, a pesar de la crudeza, en la visión humana del ciclo de la vida y sus manifestaciones en la cadena alimenticia, necesaria para su crecimiento y desarrollo.

El ser humano como expresión más evolucionada de este proceso, si consideramos que ha dominado y maltratado a los demás seres para su sobrevivencia, descuida este marco rector natural.

El ciclo de la vida humana es concebido para integrar el bienestar en todas las esferas que ha entendido debe ser el modelo de existencia armoniosa, es decir, la escala de necesidades de Abraham Maslow, bajo la visión económica en cada aspecto.

O sea, bienestar físico, mental, psicológico, emocional, social, cultural, espiritual, económico, político, material e inmaterial, en lo ideal de la concepción.

Las evidencias se oponen a esta regla de necesidad prescrita por la evolución de la economía en el resultado de la existencia de excedentes, por el dominio de los mismos, sin claridad conceptual, en virtud de lo inútil del logro, reducido a un espacio de vida universal muy corto.

En esta comprensión, procrear, y conocer, traducen un resultado espontáneo, que se manifiesta en bienestar, peldaño a superiores alcances si las demás reglas se atienden en su mayor extensión.

El bienestar tiene propósitos que se magnifican cuando se integra, el individuo con su identificación propia, al colectivo social. De otra manera, individuos realizados, satisfechos, crean colectivos incluyentes y plenos. Fenómeno que no se ha logrado en los siglos transcurridos.

La confusión surge, y desintegra el ideal, cuando los individuos, en sus creencias irrogadas por el sistema, entienden la superación del colectivo como auto-realización, validando todo tipo de conductas en contra de sus alter y del conglomerado.

El proyecto de vida, entendido en el hábitat del desarrollo y crecimiento personal, específicamente en lo  laboral extiende la falta de claridad humana frente al bienestar.

Así las cosas, no es lo mismo la idea política del alcance, socialización, o comunidad, o cooperación, que la regla de bienestar.

Esta in situ, requiere un mismo filtro para todos como especie, es decir, sanos o insanos al nacimiento, el azar no conlleva diferencias sustanciales para los individuos, ni el colectivo auto realizado los crea.

La maravilla del bienestar atrae similares circunstancias para todos los individuos, es decir, concepciones deseadas; procesos asistenciales iguales en todas las manifestaciones de la vivencia humana hasta la trascendencia; diversidad de oferta en el aprendizaje del conocimiento, opciones alternativas al modelo de aprender; incluso en la maravilla de la observación sin integración a sistema alguno; medios de expresión de los individuos a la colectividad en gustos y preferencias; contribución al modelo en ponderaciones igualitarias.

Experimentar el bienestar es integrarse a la existencia, en reconocimiento de paz, serenidad, y claridad, bajo la mirada preciosa del gozo de la plenitud. Consiste en abandonar la aprobación, el reconocimiento, el tener.

# COSECHA (DAR Y SERVIR)

La ruta de las reglas de la vida confluye a un juego simple en donde la siembra, en la guarda de las anteriores reglas, se recoge en una cosecha generosa en la felicidad, y plenitud, del dar y servir amorosa e incondicionalmente, sin recompensas, sin préstamos emocionales a los otros seres de esta maravillosa experiencia.

Deseamos, y nos oponemos a la existencia cuando esperamos de los demás sonrisas, abrazos, caricias, afecto, actos de amor, de ayuda, de compasión, de gratitud, de salud.

Cuando, lo sabemos de antemano, la cosecha abunda en estos momentos que ya hacen parte del ser, y solamente falta despertarnos a través de la consciencia para apreciarlos y regarlos en nosotros y en los demás; con efectos plenos en sanidad, curación mental y física siempre.

Cosechar en dar y servir, caras iguales de la misma moneda, aumenta e integra pensamientos, emociones y sentimientos diferentes, que retroalimentan incrementalmente al que brinda frutos y a sus beneficiarios, alegría, felicidad, agradecimiento, gozo, dicha, se esparcen en los seres de este binomio, por el simple hecho del respeto a la regla, sin pretensiones de devoluciones, reconocimientos o intereses.

La herramienta para dar y servir es el amor; como espíritus viviendo una experiencia humana concretamos el proceso cuando escuchamos sin juzgar, sin criticar, si dar consejos, para llegar al corazón de los demás.

Escuchar, se complementa con el ejemplo en pensamientos, comunicación y acciones, de la misma naturaleza, eligiendo estar conscientes y felices.

La cosecha se enriquece cuando eliges ser feliz desde el interior, aceptando como eres, y en consciencia dar y servir a los demás, eliminando miedos, hábitos como tener, controlar, manipular, impresionar, y dejar de agradecer.

Para dar y servir, las reglas enunciadas nos llevan a cambios sustanciales en el pensar que transforman el sentir, y modifican la vida para ayudar a los demás.

Para llegar a este nivel de existencia hemos pasado por cada paso de consciencia (felicidad), auto-observación, y gratitud.

Nos revela el ser la directriz, esos momentos del despertar, nos llevan a estas impresionantes tareas, e siente motivado y dispuesto, no rechaces la opción, es un nivel elevado de dicha siempre, Papá Jaime Jaramillo lo expresa en sus conferencias, cien mil niños  rescatados y su sonrisa lo atestiguan.

# TRASCENDENCIA

La sumatoria de los momentos de presencia constituye el despertar, y el paso fundamental para trascender en una dinámica y dimensión nueva, con todas las posibilidades de crecer y recrear opciones en un universo de abundancia.

Lo aprendido, en amor, comprensión, compasión, gratitud, consciencia, plenitud, claridad y paz constituyen la fuente de este proceso de migración.

La extensión de esta experiencia global de una vida, se está diluyendo, por el intercambio de sufrimiento y dolor universal.

Es posible que la ruta se extinga sin esta retroalimentación, en fuente de las limitaciones que impone un modelo social, que no precave valor a los alcances universales del colectivo, y que merma la consciencia y el despertar en la magnitud de los alcances de la economía para los individuos.

De la misma manera poco importa al sistema la relación global de individuos en tasas y ratas de estadística, que trascienden el proceso.

La visión que propongo, es una mirada concreta de una misión espiritual de mayor relevancia.

Por eso, la presencia, adquiere innegable valor existencial, otorgando plenitud al espacio de vivencia de la experiencia, sin otros alcances.

Dejar de lado, en esta presencia miedo, sufrimiento, dolor y llevar a la migración, gratitud, perdón, consciencia y paz, son la meta de un ser espiritual que trasciende lo corporal.

Por eso, cada instante de vigilia consciente constituye todo el proceso de migración en la vida, en ausencia de etiquetas, de logros, de metas, de resultados y alcances, falacias que ocupan nuestra existencia sin sentido.

Recupere su energía ahora, en este instante vital, es maravilloso arribar de nuevo a la fuente, abandonando las percepciones que llevaron a un (ego), aun (yo) aislado y disfuncional.

Usted, apreciado ser, es un universo completo, trascienda en todo momento, no solamente al final del ciclo.

# AUTO CURACIÓN

Dos observaciones guían esta regla. La primera de ellas, el hecho de la ausencia de enfermedad como etiqueta, ya que, el cuerpo humano está en constante evolución, revaluación y sanación, las heridas ocasionales de la piel dan una certera evidencia de este hallazgo; y luego, la segunda,  el hecho de las remisiones espontáneas de individuos cuyas variables de la normalidad habían cambiado respecto a su ciclo de vida usual.

Bajo esta percepción existen constantes que afectan el proceso de evolución y no son dependientes del individuo, pero que se integran a él cuando se expone a la programación inconsciente y al sistema de vida, creado para mermar sus capacidades, no para potenciarlas.

En este sentido indico, como factores de estimulo negativo: la educación obligatoria industrializada, mecanicista, sin sentido para un fin económico y ausencia de crecimiento personal; las relaciones disfuncionales creadas bajo un estándar legal, sobre individuos en pareja sin formación para esta experiencia. La total ausencia de un programa de enseñanza en el amor y la espiritualidad desde la infancia temprana. El individuo considerado como un consumidor de bienes y servicios. El dinero y el propósito  de vida incentivado hacia el tener y buscar. Las identificaciones obligadas en roles de trabajo en jornadas anormales sin gratificación o motivación, inductoras de respuestas fisiológicas alteradas. Las noxas ambientales. La organización social y política que estimula la socialización obligatoria para el mantenimiento de las comunidades en identificación por territorios. La inducción mental a través de medios de comunicación globales orientados a crear daño a las mentes a través de la repetición de contenidos patológicos para la especie.

Estado que afecta la mente y por contera la respuesta corporal cuando los impactos son crónicos y mantenidos por espacios de tiempo prolongados.

Así las cosas, los individuos y la colectividad, sufren un estimulo constante en contra de su ser, que afectan su evolución y respuesta de sanación permanente.

Entonces, reitero en otros términos, educarse obligatoriamente; convivir en círculos sociales desde la infancia sin decisión; estar sometidos a los mensajes de consumo permanentes en la televisión y otros medios; las formas de coexistencia en pareja disfuncionales por la falta de coherencia de las mentes de los individuos; los sesgos educativos en elecciones obligadas por el dinero y el reconocimiento; la ausencia de un albedrio real; las limitaciones de la personalidad desde el hogar parenteral; la obligatoriedad del trabajo, no como preferencia y gusto existencial, sino como residuo para sostener necesidades de consumo; el miedo y el dinero como grandes inductores de ansiedad y estrés emocional; las políticas de estado y la coacción normativa; influyen como desencadenantes nocivos para la población y su limitación, traducen esperanzas de vida incrementadas, facilitando envejecimientos insanos y poco productivos, intercambiando la experiencia por diseños de patología crónica, en beneficio de las industrias de las drogas y de la salud.

Por ello, abandonar lo que no somos, adentrarnos en la condición de vida normal alejados de estos estímulos e inductores negativos, permite restablecer la armonía y el equilibrio de la mente y su impacto en el cuerpo, con la auto curación como creencia vital, y así lo demuestran las evidencias diarias en la existencia humana.

*Los pasos para este efecto, son los mismos que conducen al estado alterado, pero a la inversa:* Una observación cuidadosa de los pensamientos y su origen. Luego el cambio y restablecimiento de la creencia de la curación espontánea, creencia fundamental en la mente del ser que busca el equilibrio y su entorno. Además, abandonar los procesos que limitan, generan carencia y atraen el malestar y la entidad médica etiquetada; después, programar un itinerario de conductas simples que nos permita entender, desde la mente que nada puede impactar al cuerpo aun en la circunstancia mas incomoda; tanto como sostener, que la palabra miedo, debe salir del vocabulario corriente y ser reemplazada por la palabra amor; o eliminar del vocabulario corriente la palabra dinero y cambiarla por la palabra perdón, o agradecimiento según la situación, o por intercambio o beneficio.

Finalmente, creer sin dudas que la evolución y restauración ya están activas, y el proceso de curación inmodificable.

Las heridas de piel son ejemplo de esta maravilla, el restablecimiento deseo, lo mismo.

Los avances de la ciencia son innegables, pero el estándar de vida con calidad no muestra el impacto asociado esperado; quiero decir, en Grecia las mentes más entrenadas, dedicadas a cuidar de pensamientos y palabra llegaban fácilmente a los 80 años de edad con estados de salud similares a los actuales. Hoy se ha incrementado la media de vida promedio, pero a expensas de una población crónicamente enferma sometida a múltiples terapias costosas que no logran una evidencia sustancial frente el pasado.

Acuda siempre primero a su auto curación no se arrepentirá.

# EPÍLOGO

La valiosa información dispuesta en este documento explora verdades universales que denominamos reglas, principios, que dominan el desempeño de la vida desde la procreación, sin complicaciones, partiendo del amor siempre como naturaleza primaria del ser.

La vida es un juego amoroso, y simple, sin interpretaciones y subjetivismos innecesarios, pero su complejidad no surge de los individuos como especie natural, nace del mecanismo social que hemos fomentado para convivir en sociedad.

Los vicios de esta estructura, impactan y aquejan a la mente confundiéndola, dirigiéndola hacia una vida de sufrimiento inútil, en tanto, dan forma a los pensamientos negativos y a las expectativas, conceptos de modulación inductiva del programa de la vida alejado del ser interior, centrado en los resultados.

La comprensión de este suceso, y de las reglas atrae un primer peldaño hacia la paz.

La apreciación global del documento nos permite establecer la importancia radical del autoconocimiento y del saber conocimiento para poder tener una vida feliz, de allí deriva, la gratitud y el perdón, complementos fundamentales para la experiencia humana.

Aceptar, y agradecer son una vía inequívoca hacia la felicidad, abandonando resistencias y apegos, que nos hacen perder la unidad, escondiendo quiénes somos y de dónde venimos.

El espíritu que nos conforma, y la mente que se expresa en el cuerpo, se identifican con lo externo, cuando dejamos de lado las reglas, camino al dolor innecesario, en las proyecciones de pasado y futuro, fuente constante de trastornos afectivos y emocionales.

Paz, serenidad, claridad, son la evidencia de una mente observada desde la consciencia, atada al bienestar y la felicidad en el único instante donde transcurre la vida en el presente.

Dar y servir, finalmente son la causa de la dicha y la felicidad del ser humano pensante, garantía de trascendencia feliz y auto curación, ante cualquier reflejo e identificación anormal de la mente con el cuerpo o el espíritu.

Sin excepciones la especie busca la paz, la serenidad, el bienestar y el amor, este libro una vía a su alcance amigo lector.

www.ingramcontent.com/pod-product-compliance
Lightning Source LLC
Chambersburg PA
CBHW050653250726
48662CB00002B/657